SUR QUELQUES POINTS

DE L'ACTION PHYSIOLOGIQUE

DE

LA COCAÏNE

PAR

M. S. ARLOING

LYON

IMPRIMERIE PITRAT AÎNÉ

4, RUE GENTIL, 4

1885

SUR QUELQUES POINTS

DE L'ACTION PHYSIOLOGIQUE

DE

LA COCAÏNE

Présenté à la Société d'Agriculture, Histoire naturelle et Arts utiles de Lyon
dans sa séance du 18 décembre 1884.

SUR QUELQUES POINTS

DE L'ACTION PHYSIOLOGIQUE

DE

LA COCAÏNE

PAR

M. S. ARLOING

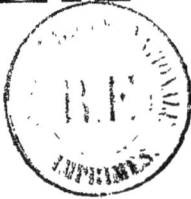

DÉPÔT LÉGAL
Rhône
n° 291
1885

LYON

IMPRIMERIE PITRAT AÎNÉ

4, RUE GENTIL, 4

—

1885

SUR QUELQUES · POINTS

DE L'ACTION PHYSIOLOGIQUE

DE LA COCAÏNE

La Cocaïne sur laquelle l'attention a été vivement attirée depuis quelques mois est un alcaloïde extrait des feuilles de l'Erythroxylon Coca, arbrisseau du Pérou et de la Bolivie, utilisées déjà en thérapeutique à titre de médicament tonique et excito-musculaire.

Trois personnes se disputent la découverte de cette substance. Ainsi, d'après certains auteurs, il faudrait l'attribuer à Gardeke (1855) ; d'après d'autres, à Samuel R. Percy (1857), ou encore à Niemann (1859). Les deux premiers l'auraient décrite sous le nom d'érythroxyline.

Dans ces derniers temps, un chimiste français, M. Duquesnel, a fait une étude attentive des principes contenus dans les feuilles du Coca. Il a trouvé :

1° La Cocaïne cristallisée vraie, qui se présente sous forme de prismes à quatre ou six pans, incolores, inodores, à saveur amère, à réaction fortement alcaline, peu solubles dans l'eau, solubles dans l'alcool et mieux encore dans l'éther et le chloroforme ;

2° La pseudo-cocaïne, cristallisable, incolore, mais neutre au tournesol;

3° Un alcaloïde sirupeux, non cristallisable, d'une couleur jaunâtre.

La Cocaïne vraie est aujourd'hui la seule substance qui puisse être employée avec certitude. D'ailleurs, elle forme avec les acides des sels. neutres très solubles dans l'eau, tels sont le chlorhydrate et le bromhydrate de Cocaïne. Le chlorhydrate est le plus usité.

M. Duquesnel a cherché une réaction permettant de distinguer cet alcaloïde des alcaloïdes mydriatiques extraits des solanées. On reconnaîtrait la Cocaïne à l'absence de coloration violette, lorsqu'on la traite par l'acide azotique chaud, puis par la potasse caustique alcoolique.

Dès 1857, Samuel R. Percy avait reconnu au chlorhydrate de Cocaïne la propriété de diminuer et même de supprimer temporairement la sensibilité de la langue. Schroff, en 1862, indiquait à la Société de médecine de Vienne la possibilité d'anesthésier la muqueuse linguale par des applications locales de Cocaïne. Les laryngologistes et les otologistes ont employé fréquemment et avec avantage les préparations de Coca dans les affections douloureuses du pharynx et du larynx. En France, Fauvel et Coupard faisaient un usage courant de ces préparations. Köller eut récemment l'idée d'appliquer les solutions de chlorhydrate de Cocaïne à 1, 2 ou 3 0/0 sur la cornée pour en abolir la sensibilité. Le succès fut complet. Aussi, de toutes parts a-t-on utilisé cette remarquable propriété dans la pratique de la chirurgie oculaire.

Les résultats obtenus dans cette voie ne laissèrent aucun doute sur les effets locaux des sels de Cocaïne. Ils provoquèrent bientôt des recherches expérimentales ayant pour objet la connaissance des effets physiologiques généraux de la Cocaïne. M. Vulpian, M. Laborde firent à ce sujet des communications importantes.

Mais, par une logique á laquelle les esprits échappent difficilement, on ne tarda pas à chercher des analogies entre la Cocaïne et la classe de médicaments connus sous le nom d'anesthésiques.

M. Grasset alla très loin dans cette voie. C'est à ce moment que nous entreprîmes les expériences qui font l'objet de cette note.

I

Il est certain qu'après les premières communications qui ont été faites en France sur les propriétés anesthésiques locales des sels de la Cocaïne, quelques personnes ont cru que la chirurgie serait bientôt en possession d'un anesthésique général ou tout au moins d'un médicament analgésiant qui enlèverait la sensibilité, en laissant subsister l'intelligence et la motilité volontaire.

Nous accueillîmes l'énoncé de ces espérances sous bénéfice d'inventaire, car il existe de nombreux exemples prouvant qu'une substance employée dans certaines conditions peut diminuer ou abolir localement la sensibilité, sans qu'il soit possible d'établir la moindre analogie entre cette substance et les anesthésiques. De plus, nous avions observé, en nous servant de la sensitive, que l'abolition de l'excitabilité produite par l'application extérieure des anesthésiques vrais ne peut pas être assimilée aux effets de l'anesthésie générale.

La qualification d'anesthésique entraîne, dans les effets de la substance à laquelle on l'applique, des allures spéciales sur le compte desquelles tout le monde est fixé. Or, ces caractères spéciaux existent-ils dans les effets généraux de la Cocaïne ?

II

a) Si l'on injecte sous la peau du lapin ou du cobaye une dose toxique de solution de chlorhydrate de Cocaïne à 1 ou 2 0/0, l'animal ne tarde pas à être pris de violentes convulsions; il tombe sur le sol, la tête renversée sur le dos, les pattes anté-rieures étendues le long de la poitrine, agitées, ainsi que les postérieures, de convulsions toniques et cloniques; la mort survient ensuite rapidement.

Les symptômes alarmants arrivent avec une grande rapidité sur le cobaye. Sur le lapin, ils apparaissent plus tardivement, et l'on peut suivre chez lui la marche de l'empoisonnement. On voit qu'à un certain moment, après quelques promenades dans le laboratoire, l'animal reste immobile, comme cramponné au sol; les pattes antérieures sont écartées transversalement; les pattes postérieures, fortement ramenées sous le ventre. Si on oblige le lapin à se déplacer, il le fait avec peine, les membres offrant une certaine raideur. Si on frappe sur son dos pour l'inviter à la marche, il tressaute et sa colonne vertébrale se fléchit brusquement sous l'influence de contractions réflexes généralisées. Si on le soulève par les oreilles, les quatre membres s'étendent vigoureusement, les doigts fortement écartés les uns des autres. Quand on veut le déposer sur le sol, le contact des doigts postérieurs avec celui-ci éveille aussitôt de brusques mouvements réflexes, et il faut s'y prendre à plu-sieurs reprises pour laisser tomber adroitement le sujet sur ses pattes.

Lorsque le lapin est dans cet état qui frise l'empoisonne-ment, il suffit d'ébranler le parquet, près de lui, de souffler sur ses poils pour provoquer des signes non équivoques d'exci-tabilité réflexe.

b) Nous avons injecté aussi dans le tissu cellulaire sous-cutané des doses fortes, mais non toxiques.

Au bout de quelques minutes, nous avons vu apparaître les signes d'une vive excitabilité réflexe, puis nous les avons vus disparaître peu à peu.

Or, à aucun instant de la période d'état des effets de la cocaïne, nous n'avons pu constater une véritable diminution de la sensibilité de la peau ou des muqueuses superficielles ; tandis qu'il suffisait de verser une goutte de la solution de cocaïne dans un œil de cet animal pour obtenir aussitôt l'anesthésie localisée de la surface de cet organe.

On assistait alors à ce singulier spectacle d'un lapin fortement cocaïné, qui avait perdu la sensibilité cornéenne sur un œil, tandis que la sensibilité subsistait encore dans le reste du corps, ou bien d'un animal dont les deux yeux étaient arrosés intérieurement par une solution de chlorhydrate de cocaïne, et dont un seul, celui qui avait été extérieurement en contact avec ce sel était privé de sensibilité.

Nous avons expérimenté sur le chien, en nous plaçant dans des conditions autant que possible semblables à celles indiquées par M. Grasset (*Comptes rendus de l'Académie des sciences*, 1er décembre 1885) : 1 centigr. de chlorhydrate de cocaïne par 6 à 8 kilogrammes de poids vif. Jamais nous n'avons observé la moindre diminution de sensibilité.

c) Nous avons enregistré les modifications de la pression artérielle et de la respiration aux diverses phases de l'empoisonnement du chien.

Un *chien* du poids de 12 kilogrammes a reçu 17 centig. de chlorhydrate de cocaïne dans la veine jugulaire par doses fractionnées, mais graduellement croissantes, en l'espace de 40 minutes.

Immédiatement après chaque injection, nous avons observé une diminution de la pression moyenne. Cette modification s'accusait de plus en plus, au fur et à mesure que la dose devenait plus forte et l'intoxication plus profonde. Toutefois elle était de courte durée; elle était suivie d'une augmentation toujours croissante de la pression et de l'accélération du nombre des pulsations.

Cependant à partir du moment où l'animal eut reçu 17 centig. de chlorhydrate de cocaïne jusqu'à l'instant de la mort, la pression artérielle s'est abaissée de plus en plus au-dessous de la pression initiale ; mais la courbe d'ensemble qu'elle a fournie, à cette période, présentait de grandes oscillations dont les maxima, souvent supérieurs à la normale, répondaient aux accès convulsifs au milieu desquels le sujet est mort. Enfin, un instant avant l'arrêt du cœur, la tension diastolique était à peu près nulle. Les systoles de cet organe perdirent graduellement de leur énergie, puis s'éteignirent tout à fait.

Une expérience analogue a été faite sur le *lapin*, seulement on l'a suspendue quand l'animal eut reçu 5 centigrammes et demi de sel de cocaïne.

A chaque injection de 1/2, 1 ou 2 centigrammes de substance, la tension baissait brusquement et les pulsations présentaient un ralentissement et une augmentation de force qui rappelaient les caractères qu'elles offrent pendant la faible excitation du bout périphérique du pneumogastrique. Mais la pression moyenne ne tardait pas à se relever et à dépasser la pression initiale.

Quand l'animal eut reçu 5 centigrammes et demi de chlorhydrate de cocaïne, la tension artérielle était encore très élevée, mais les battements du cœur étaient à peine sensibles sur le tracé. On crut à tort à l'oblitération du sphygmoscope; on l'enleva et on cessa l'expérience.

Le lapin montre donc, mieux que le chien, la chute de pression signalée par M. Vulpian *(Comptes rendus de l'Académie des sciences*, 24 novembre 1884) et que M. Laborde n'a pas rencontrée dans ses expériences.

d) Les tracés de la respiration accusaient une accélération de rythme avec conservation de la forme des courbes respiratoires ; seulement l'amplitude de celles-ci diminuait pendant que leur nombre augmentait.

Lorsque le *chien* fut sous le coup de 9 centigrammes de chlorhydrate de cocaïne, nous observâmes, comme M. Vulpian et M. Laborde, une telle agitation que le tracé de la respiration devint presque indéchiffrable. Cependant, vers la fin de l'expérience, quand l'animal présenta de courtes périodes de calme, on put s'assurer que la respiration avait continué à se modifier de la manière sus-indiquée ; de plus, on remarquait que la poitrine tendait à s'immobiliser à la fin de l'expiration. La respiration s'arrêta 20 à 25 secondes avant le cœur

e) Pendant que ces troubles respiratoires et circulatoires se déroulaient, nous assistions à d'autres phénomènes d'une grande importance dans la question que nous avons soulevée.

Au moment où l'agitation des membres, de la tête et des mâchoires apparut, on vit la salive s'échapper abondamment de la bouche et mousser par son mélange avec l'air, un mucus spumeux s'écouler des narines, la pupille se dilater brusquement de façon à se confondre avec la circonférence de la cornée ; le fond de l'œil était alors vivement éclairé. Bientôt de violents efforts, brusquement entrecoupés, succédèrent à l'agitation simple ; enfin des accès convulsifs analogues à ceux de l'empoisonnement strychnique, accès que l'on pouvait provoquer par le pincement de la peau ou un ébranlement de la table à expérience, se montrèrent environ toutes les dix secondes, puis devinrent plus courts et plus rapprochés dans les derniers instants de la vie.

Tel est le tableau de l'empoisonnement sur le chien ou le lapin, à la suite de l'introduction du chlorhydrate de cocaïne dans les vaisseaux veineux.

III

En résumé, tant que l'agitation convulsive ne se montre pas, la sensibilité de la cornée ou de la peau n'est pas diminuée. Au contraire, après l'injection de 3, 4, 5 centigrammes, l'excitabilité de ces membranes nous a paru notablement accrue.

Par leurs allures, les effets généraux d'une forte dose de Cocaïne ressemblent à ceux d'une dose faible de sels de strychnine. Nous avons déposé une goutte d'une dissolution de sulfate de strychnine au centième sur l'œil d'un lapin ; au bout de cinq minutes, nous avons obtenu un résultat qui simulait à s'y méprendre celui qu'aurait donné l'injection intraveineuse ou sous-cutanée d'une dose moyenne de chlorhydrate de Cocaïne.

Il est donc inutile d'insister pour démontrer que l'assimilation de ce médicament avec les anesthésiques généraux n'est nullement fondée.

Quant à l'action analgésiante générale sur laquelle insiste M. Laborde, nous l'avons constatée, mais dans des conditions qui doivent écarter le désir de la mettre à profit.

D'après nos expériences, on n'obtient l'analgésie qu'avec l'emploi de doses qui compromettent l'existence des animaux.

A ce sujet, nous tenons à signaler un point sur lequel on n'a encore rien dit. Outre l'empoisonnement aigu, que l'on obtient par une forte injection sous-cutanée ou intra-veineuse, le chlorhydrate de Cocaïne peut causer un empoisonnement lent, auquel les animaux succombent au bout de quatre, cinq ou six jours.

Ces animaux, lapins ou cobayes, coulent ce laps de temps dans un état de collapsus et d'hébétement très accusé. Dans ces conditions, l'analgésie est manifeste ; mais elle ne dénonce pas une propriété particulière à la Cocaïne, attendu qu'on la rencontre plus ou moins dans un grand nombre d'intoxications graves.

Au surplus, il faut se mettre en garde contre l'erreur, toutes les fois qu'on veut se rendre un compte exact des modifications de la sensibilité chez les animaux. Certaines espèces ou certaines races répondent mal aux excitations. Le fait est bien connu. Un bon choix est donc indispensable. A supposer que celui-ci soit irréprochable, il faut étudier avec soin la sensibilité avant et après l'administration du médicament et procéder autant que possible par surprise. Si l'animal voit l'explorateur, il appréciera jusqu'à un certain point les faibles dangers qu'il court et accueillera avec assez d'insouciance les excitations qu'on lui fait supporter. D'autres fois, il sera immobilisé par une crainte excessive.

On échappera à ces inconvénients en explorant des régions dont l'excitation provoque des réflexes, telle est l'entrée des cavités nasales.

Pour montrer jusqu'à quel point on est exposé à se tromper dans ce genre d'étude, nous ajouterons que l'excitation de la cornée transparente n'entraîne pas toujours le clignement caractéristique. Si l'on touche simplement le centre de la cornée du lapin et même du chien, avec un corps mousse, de manière à éviter les paupières et les cils, une première excitation provoquera le clignement ; mais les excitations subséquentes ne provoqueront aucune réaction. Si l'on veut mettre en évidence la sensibilité réflexe de la face antérieure de l'œil, il faut exercer un léger frottement sur la conjonctive cornéenne ou bien exciter le pourtour de la caroncule lacrymale. Le contact des cils ou des paupières entraîne plus sûrement les réflexes palpébraux que l'excitation légère de la conjonctive cornéenne.

Peut-être faut-il voir, dans ces difficultés d'observation, la cause des divergences que l'on relève déjà entre les expérimentateurs ?

IV

De l'exposé qui précède, il ressort que le chlorhydrate de Cocaïne ne produit et ne saurait produire que l'anesthésie locale.

Le mécanisme de cette action nous échappe pour le moment. Mais il n'est pas douteux que l'une des causes principales de son développement réside dans le contact de cette substance avec les éléments terminaux des nerfs. Par son contact direct, le chlorydrate de Cocaïne altère profondément l'activité des éléments anatomiques ; témoin la perte de l'excitabilité des nerfs et des muscles de la jambe de la grenouille, lorsqu'on a poussé dans cette région quelques gouttes de solution.

La Cocaïne entraîne le resserrement des vaisseaux capillaires ; mais, d'après nos observations, l'insensibilité de la cornée ne saurait être attribuée à l'anémie de la région, car l'anesthésie peut être produite après comme avant la section du sympathique cervical.

Si l'on fait attention que jusqu'à présent les effets anesthésiques des sels de Cocaïne ont été bien constatés sur des muqueuses à épithélium délicat, et surtout sur l'une d'elles où les terminaisons nerveuses sont intra-épithéliales (la conjonctive cornéale), on comprendra que leur cause réside en entier dans ce contact. D'ailleurs, ils ne sont point contrariés par l'irrigation sanguine.

Dès lors, on conçoit que les éléments des nerfs d'un certain volume, protégés par le tissu conjonctif périphérique et les gaines lamelleuses, résistent longuement à cette action de contact, au point de sembler lui échapper. Mais on devine qu'en insistant sur l'emploi d'injections interstitielles, on parvienne à détruire l'excitabilité des nerfs peu volumineux, comme on l'a vu dans quelques cas d'énucléation de l'œil.

La pratique chirurgicale a démontré que la partie profonde de l'œil était atteinte quelquefois par les propriétés anesthésiques de la Cocaïne. C'est que, en effet, la solution déposée dans les culs-de-sac palpébraux est entraînée dans la profondeur du globe oculaire par la circulation.

L'intussusception serait démontrée, si l'immersion de la cornée était suivie de phénoménes généraux, comme on peut le faire avec l'atropine, les sels de strychnine, etc.

Dans l'espoir d'obtenir ces phénomènes, j'ai fait préparer une solution très concentrée de chlorhydrate de Cocaïne (1 gr. 80 pour 2 grammes d'eau), et j'en ai versé une forte goutte dans l'œil du lapin et du cobaye. A ce degré de concentration, les sels de Cocaïne sont irritants. Les signes de cette irritation sont les seuls phénomènes nouveaux que nous ayons constatés sur le lapin ; tandis que, sur le cobaye, nous avons observé les symptômes d'un véritable empoisonnement.

Une heure après l'arrosage de la conjonctive, le cobaye a été trouvé couché sur le sol, ayant une respiration lente et pénible. Au bout de quelques instants, l'animal se redressa, pour retomber de nouveau quelques minutes plus tard, en présentant des convulsions et de l'opisthotonos.

Nous pouvions provoquer ces crises en couchant l'animal sur le dos, entre nos mains.

Il suffisait donc de gêner la respiration pour les produire, et amener une apnée menaçante. Le cobaye est mort à la suite de l'un de ces essais, environ vingt minutes après le début des accidents.

Conséquemment, une solution de cocaïne déposée à la surface de l'œil, pénètre peu à peu à travers l'épithélium, imprègne les terminaisons nerveuses qui s'y trouvent et avec d'autant plus d'efficacité que l'imprégnation n'est pas entravée par l'irrigation sanguine; elle passe ensuite plus ou moins à travers la cornée, se répand dans les espaces lymphatiques, l'humeur aqueuse, baigne l'iris et enfin s'introduit en assez grande quantité dans le système circulatoire pour causer la mort du cobaye.

Il nous semble que la preuve de cette migration étant fournie, il ne reste plus pour connaître l'action anesthésiante locale des sels de cocaïne qu'à saisir les modifications temporaires que subissent les éléments nerveux au contact de leurs solutions.

V

Cl. Bernard a dit, depuis longtemps, que les véritables anesthésiques, l'éther et le chloroforme, produisent une semi-coagulation temporaire des éléments anatomiques qu'ils baignent.

Il a fait cette constatation sur des fibres musculaires, des fibres nerveuses et sur le corps entier des anguillules du blé niellé. Il a supposé que ces agents produisaient une modification analogue du protoplasma des cellules de l'axe nerveux encéphalo-rachidien, et Binz affirme l'avoir parfaitement observée.

Dernièrement, M. Dubois communiquait à la Société de biologie des observations intéressantes d'où il résulte que le chloroforme exerce une action déshydratante manifeste sur les cellules de certains végétaux et de quelques animaux inférieurs.

De sorte que l'idée d'un changement temporaire dans l'état physique du protoplasma des cellules nerveuses pour expliquer les effets généraux des anesthésiques prend chaque jour plus de consistance.

Dès lors, il était naturel de chercher si les solutions de chlorhydrate de cocaïne ne sont pas capables de produire dans les éléments qui sont mis à leur contact des modifications de même ordre.

Si l'on plonge, pendant quelques heures, des fibres nerveuses et des fibres musculaires dans une solution faible de chlorhydrate de cocaïne, la dissociation ultérieure sous le microscope ne permet pas de voir un changement notable dans leur structure. Mais si l'on emploie des solutions plus concentrées que celles qui servent aux usages cliniques, le protoplasma subit une modification importante qui n'est que l'exagération de celle que produisent les solutions faibles.

Nous avons immergé comparativement une portion du nerf sciatique de la grenouille dans une solution forte de sel de cocaïne et dans l'eau distillée. Le fragment immergé dans l'eau prit une teinte de plus en plus blanche et une opacité de plus en plus grande ; celui qui fut plongé dans le chlorhydrate de cocaïne devint brun jaunâtre. En dissociant les nerfs dans les liquides qui les ont baignés et en les portant sous le microscope, on constata une grande différence dans l'aspect du contenu des fibres de ces deux préparations. Sur les fibres qui avaient baigné dans l'eau, le contenu était coagulé au voisinage de la gaine de Schwann, le centre était clair et transparent ; au contraire, la coagulation avait envahi à peu près tout le contenu, sur les fibres qui avaient trempé dans la solution de cocaïne, si bien, qu'à un grossissement moyen, il semblait entièrement formé de granulations.

Nous avons traité de la même manière quelques gouttes de sang de grenouille. Il est presque inutile de dire que les hématies baignées par l'eau étaient absolument incolores et que plusieurs étaient réduites au noyau ; tandis que celles qui avaient séjourné dans le chlorhydrate de cocaïne étaient ratatinées, granuleuses, à contours irréguliers, et d'une teinte rouge verdâtre prononcée.

On est donc autorisé à admettre que les sels de cocaïne

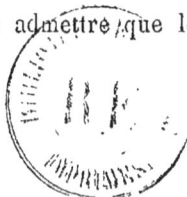

altèrent temporairement les propriétés physiques du protoplasma des éléments nerveux terminaux et fibrillaires, et que
cette altération est la cause des effets physiologiques si remar-
quables de ces substances.

Notons, en terminant, qu'il n'est pas nécessaire que les
éléments soient aussi profondément modifiés qu'ils l'ont été
dans cette expérience pour perdre momentanément leurs
fonctions. En effet, dans l'anesthésie proprement dite, la
substitution du chloroforme ou de l'éther à l'eau des éléments
peut s'accomplir sans que l'aspect de la substance protoplas-
mique soit sensiblement changé (Dubois).

VI

Depuis que nous avons communiqué ce travail à la Société,
M. Charpentier, de Nancy, a cru que les solutions de chlorhydrate de cocaïne produisaient sur les propriétés germina-
tives des graines la même influence que l'eau éthérée ou l'eau
chloroformée. Il en avait déduit une assimilation entre la
cocaïne et les anesthésiques. Mais ultérieurement, M. Regnard
et M. Dubois communiquèrent à la Société de biologie des
expériences qui les obligeaient de s'inscrire contre les asser-
tions de M. Charpentier.

M. Grasset, de Montpellier, a adressé à l'Académie des
sciences une note dans laquelle il présente le chloral comme
antidote de la cocaïne, ce qui équivaut à l'abandon des idées
que l'auteur avaient émises antérieurement et qui sont men-
tionnées au commencement de ce mémoire.

En somme, l'opinion que nous avions soutenue dès le
premier jour, opinion qui se refusait à admettre, malgré les
apparences, les propriétés anesthésiques générales de la
cocaïne, tend à gagner du terrain.

A vrai dire, M. Brown-Séquard a admis la possibilité d'obtenir une analgésie générale des téguments par une application superficielle des sels de cocaïne. Il s'est même demandé si l'anesthésie qui se montre dans une partie de la surface du corps sous l'influence de ces sels ne serait pas due à l'action inhibitoire que l'irritation des nerfs centripètes exercerait sur les centres nerveux sensitifs plutôt qu'à une action purement locale Il se base sur ce fait qu'il a obtenu l'analgésie de toute la peau, chez le chien, en injectant sur et sous la muqueuse laryngée 3 centigrammes de chlorhydrate de cocaïne en solution au dixième.

M. Brown-Séquard compare cet effet à celui qui succède à la projection d'un jet d'acide carbonique ou de vapeurs de chloroforme sur la muqueuse du larynx.

Il est incontestable que l'excitation des nerfs sensitifs et particulièrement des nerfs laryngés est capable de produire l'inhibition des cellules motrices centrales et des cellules sensitives. Néanmoins, il est peut-être difficile d'accepter cette explication pour tous les cas d'anesthésie locale déterminés par la cocaïne, car, pour obtenir l'inhibition invoquée par M. Brown-Séquard, il est nécessaire de faire agir la substance sur les nerfs laryngés. Lorsque cette substance est injectée dans une autre région, au contact des ramifications nerveuses qui la parcourent, l'analgésie générale ne se montre qu'après l'administration de doses toxiques.

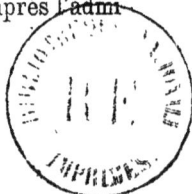

FIN.

LYON, IMP. PITRAT AINÉ, 4, RUE GENTIL

www.ingramcontent.com/pod-product-compliance
Lightning Source LLC
Chambersburg PA
CBHW050439210326
41520CB00019B/6002